AF401298

ANALYSE
PARFAITE
DES EAUX DE LA FONTAINE
DU BAS SELTER

Avec une déduction exacte des vertus de l'eau de cette Fontaine, située dans le bas Archevêché de Trèves; avec l'explication de la maniere de s'en fervir, pure ou mêlée avec le lait, pour dompter diverfes maladies.

Par FREDERIC HOFFMAN, *Profeffeur & Médecin du Roi de Pruffe, Membre des Sociétés des Sciences de Leurs Majeftés Impériales, de Leurs Majeftés Royales d'Angleterre & de Pruffe.*

Traduit de l'Allemand en François,

en 1756;

Par *PIERRE THÉODORE LEVELING*, Docteur & Profeffeur en Médecine, Doyen de de la Faculté de Médecine, en l'Univerfité de Trèves.

IMPRIMÉ

A FRANCFORT & COBLENCE,

Et RÉIMPRIMÉ à PARIS en 1791.

(5)

PRÉFACE

DES EAUX MINÉRALES EN GÉNÉRAL.

Un signe évident de la providence du Créateur, est que tout ce qui se trouve dans les trois regnes de la Nature, a, par cet Etre suprême. été doué d'une vertu médicinale, pour secourir & procurer au corps humain une parfaite guérison de différentes maladies, aux quelles l'a assujetti la chûte de notre premier Pere.

Pour donc réduire en pratique, & obtenir un heureux succès de ces sortes de remedes, il faut qu'ils soient ordonnés par un Médecin prudent & scientifique, selon la différence des tempéramens, des âges, des saisons, des maladies, de leurs causes, & d'autres circonstances requises.

Or, du nombre de tous les remedes créés, sont par préférence les eaux minérales, en partie chaudes, en partie froides, sortans du sein de la terre : je dis, par préférence, puisqu'il est certain qu'un Médecin, qui ayant d'icelles, ou plutôt de leurs vertus spécifiques, une connoissance parfaite, soulagera & guérira les maladies les plus opiniâtres, chroniques & enracinées, avec beaucoup plus de facilité, de sûreté, & agrément du malade, que par

A 2

les remedes chymiques, artiſtement inventés, &
péniblement élaborés.

Conſidérant donc avec attention les admirables
& ſurprenans effets de ces ſalutaires Fontaines ;
l'on y tronvera une véritable médecine univerſelle,
laquelle ayant, depuis pluſieurs ſiecles, été recher-
chée avec une diligence infatigable par les plus cu-
rieux de la Nature, & de la plupart des Médécins,
leur eſt cependant juſqu'ici reſtee cachée ? mais par
une providence particuliere du Très-Haut s'eſt aujourd'hui ſans peine & difficulté de ſoi-même com-
muniquée au public.

Le ſentiment univerſel des naturaliſtes, eſt, que
la vertu poſitive des remedes, ou plutôt de leurs effets, conſiſte à rectifier la maſſe du ſang, la lymphe
& toutes les autres humeurs qui la compoſent, comme
d'adoucir les âcres & ſalées, de dompter une bile exaltée, de briſer & de diſſoudre les glaires viſqueuſes &
épaiſſes, de déboucher les obſtructions des glandes,
& d'emporter par divers émunctoires, comme par les
ſelles, les urines, la tranſpiration, l'expectoration
& autres, le ſuperflu & nuiſible : ou de rendre l'é-
laſticité convenable au genre nerveux, ou d'en relâcher la criſpature, en domptant les douleurs, &
par-là, procurer un juſte équilibre des ſolides avec
les liquides, d'ou s'enſuit une libre & parfaite circulation de la maſſe.

Toutes ces vertus mentionnées ne ſe trouvant que
préalablement dans l'un ou dans l'autre remede, ſe

trouvent ici réunies dans les Eaux minérales, & cela par rapport aux parties élémentaires & intrinsèques qui les composent.

En premier lieu, elles contiennent communément une eau des plus legeres, laquelle étant prise en quantité raisonnable & requise; amolit, brise & rend flexibles les humeurs glaireuses, épaisses & tenaces, corrige & adoucit les âcres & salées, relâche par conséquent la crispature des fibres par icelles occasionnée, & d'une suite indispensable débouchant les glandes & tuyaux des visceres & émunctoires, en rétablit les fonctions naturelles.

En second lieu, elles contiennent un sel alkali ou mélangé, participant des deux especes; le premier a une vertu particuliere de corriger les aigreurs qui abondent, sur-tout chez les hypocondres, d'atténuer & de fondre les humeurs épaisses & visqueuses, & de faire la preuve de ses effets par la transpiration & les urines.

Pour l'autre, non seulement il détache & dégage les humeurs tenaces, mais opere également avec force par les selles; en outre, il y a des eaux minérales dans lesquelles il se trouve un alkali grossier & terrestre, qui absorbant les aigreurs, participe d'un sel mélangé, comme pourroient être les yeux d'écrevisses & la crême de nitre, laquelle derniere, en brisant les glaires, les emporte également par les selles.

D'autres contiennent un saffran de Mars très-

leger, lequel a la vertu de rendre le ton perdu aux
fibres membraneuses & nerveuses, & par-là restituant
une parfaite circulation de la masse, emporte ce
qui, de part & d'autre, croupit dans les glandes
& visceres ; en outre, il faut sur-tout faire attention à ces parties volatiles aëriennes & élémentaires
qui dominent dans les eaux minérales, lesquelles
se font connoître par leur odeur & goût, pénétrant
par leur fumée & boulettes, ou vesicules, qui mon-
tent à la superficie de l'eau, quand elle est agi-
tée & versée, ou mêlée avec un vin qui contient
beaucoup d'acide ; ces corpuscules spiritueux & vo-
latils, qui en exhalent continuellement, peuvent
en quelque façon être nommés l'âme des eaux minérales : car leur volatilité est si grande, que s'é-
vaporant facilement, elle ne peut plus par aucun
art être reproduite ni imitée, & c'est par cette rai-
son positive que les eaux salutaires, avec le sel
qu'elles contiennent, se font passage par les canaux les plus étroits des parties du corps, & pro-
duisant une circulation parfaite de la masse & de
tous les liquides en général, occasionnent les excré-
tions salutaires qui en dépendent, & en restituant
l'élasticité requise aux fibres relâchés, fortifient
l'estomac & toutes les parties nerveuses affoiblies.

Les vertus avérées contenues dans les eaux minérales si long-tems cachées, se faisant connoître
aujourd'hui par leurs sensibles effets, en procurant
à ceux qui en font usage une totale guérison des
maladies les plus désespérées, l'on a sujet de s'é-
tonner que les vertus de cet incomparable remede
ayent été si longtems inconnues à plusieurs méde-

tins ; qui ne s'appliquent qu'à trouver & inventer toutes sortes de pensées & remedes chymiques ; même il s'en trouve encore aujourd'hui , lesquels, partie par ignorance & faux supposé , partie par une abominable vaine gloire & entêtement de ne vouloir démordre de leurs premieres fausses opinions , ne manqueront pas de mépriser les eaux salutaires , & d'en dissuader l'usage à leurs malades , en leur proposant toutes sortes de doutes & inconvéniens qui leur pourroient arriver , mais qui s'évanouissent aussitôt par l'expérience des effets sensibles du contraire qu'ils ont allegué.

Or les parties composant les eaux minérales , de même que leurs vertus , se trouvent en général , comme je viens de le dire , dans les eaux minérales , aussi bien chaudes que froides ; il se trouve cependant, réflexion faite , entre icelles une grande différence , de sorte que l'une ou l'autre a plus ou moins de vertu , & par conséquent capable de produire différens effets, & c'est dans ce point même que l'immense bonté du Créateur est le plus à admirer , d'avoir doué de différentes vertus ces mêmes eaux , selon la différence des climats, des tempéramens des humains , de leur façon de vivre , de leur forte ou foible complexion, de sorte que chez les uns predominent les humeurs plus ou moins aigres , visqueuses & tenaces , chez les autres, des plus âcres & bilieuses , dont les maladies différentes en requierent différentes évacuations , comme par les selles & les urines , ou la transpiration , & ainsi de suite ; de sorte qu'un même remede ne convient pas indifféremment pour ces différens maux ;

ce que font cependant les différentes eaux minérales, l'une étant plus appropriée à telle forte d'incommodité que l'autre, fur-tout étant ordonnée par un
habile & expérimenté Médecin, felon la différénce
des circonftances mentionnées. Ayant donc depuis
quelque temps déjà fait une Differtation fonda-
mentale du contenu, & des différentes vertus des
plus renommées & principales Fontaines minérales
en Allemagne : je ne veux pas m'arrêter à en
faire un détail plus étendu, mais déduire ici les
vertus des eaux minérales de la Fontaine du Bas-
Selter, comme la plus utile & la plus fûre, que j'ai
mis, fans me flatter, le premier en vogue par mes
confeils réitérés, fondé fur les faits d'expérience avé-
rée touchant leur excellente & furprenante vertu.
Je déduirai donc dans ce petit Traité, quels falutaires ingrédiens l'eau du Bas-Selter contient, &
fes vertus? de quelle façon l'on en peut faire un
ufage profitable, fimplement ou mélangée avec le
lait, felon les différentes fortes & efpeces de maladies.

CHAPITRE

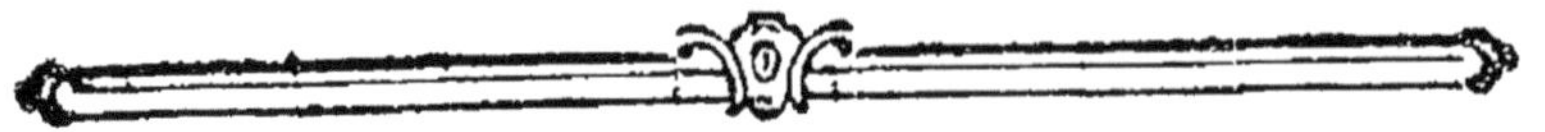

CHAPITRE PREMIER.

*Des parties qui compofent l'Eau de Selter, & de
ſes vertus ſurprenantes.*

§. Ier.

La Fontaine de Selter, qui doit faire le ſujet
de mon diſcours, tire ſon nom d'un Bourg
nommé le Bas Selter, ſitué dans le bas Archevêché de Trèves, à trois lieues de diſtance
du long Schwalbach, cinq de Gieſen, & tout
autant de Francfort ſur le Mein. La contrée
& les avenues en ſont charmantes, & la ſource
jaillit d'une rapidité & pétillement extrême,
à côté d'un ruiſſeau à truîtes; l'eau en eſt très-
claire, agréable, & des plus légeres, ſervant
aux Habitans des environs, non ſeulement de
boiſſon ordinaire, mais même de médecine ſalutaire; auſſi a-t-elle déjà depuis bien du tems
paſſé pour telle, puiſque Tabernemontanus dans
ſon Tréſor des eaux minérales, en fait mention avec diſtinction; de même Daniel Horſt

A

[2]

dans différens de fes écrits, fur-tout Jean Daniel Horft le fils , & encore devant lui Jean
Guillaume Mogé, Médecin Stipendié de la
Ville d'Empire de Worms , ont fait un traité
particulier contenant l'Analyfe des parties compofant l'eau de Selter, fes vertus & la façon
de s'en fervir.

§. I I.

Les Anciens ayant donc fuperficiellement
traité de l'ufage , & des vertus des eaux minérales , ils n'ont cependant donné aucuns éclair-
ciffemens tirés de l'expérience des différens corps
qui les compofent; mais l'on y rencontre beaucoup de fuperftitieux & de fabuleux. La même
erreur fe trouve chez ces mêmes auteurs touchant les Eaux de Selter, auxquelles ils ont at-
tribué plufieurs parties intégrantes , qui ne s'y
trouvent , ni ne leur conviennent aucunement :
car ils avancent pour le corps principal qui la
compofe, le falpêtre , dont la fauffeté fe mani-
fefte authentiquement, en ce que le fel qui
s'y trouve n'eft nullement inflammable, ni ne
produit par l'effufion de l'huile de vitriol, une
fumée rougeâtre & de l'odeur de l'eau forte,
effentielle au falpêtre. En outre, c'eft un grand

abus de croire que le salpêtre croît dans le sein de la terre, d'où les sources en devroient être impregnées, pour faire parti de leur composé : or le salpêtre ne se tirant de la terre, mais étant un sel qui s'engendre insensiblement en plein air, dans un terrein gras, l'on ne peut dire que les eaux, qu'ils disent participer du salpêtre, en participent véritablement ; mais bien plutôt d'une terre de chaux, & non du salpêtre. La même erreur, touchant le souffre, le vitriol, le Mars & autres faux ingrédiens, qu'ils ont prétendu faire partie de cette source, se manifestera absolument par l'expérience réitérée que l'on en a faite, en formant l'analyse,

§. III.

Pour donc faire voir clairement quelles sont les parties élémentaires qui composent cette Eau, & quelle distinction il en faut faire des autres Eaux minérales, je donnerai en peu de mots une déduction exacte des différens moyens que j'ai employés pour en faire la juste Analyse, & quels phœnomenes j'ai observés.

L'eau en soi est claire & transparente ; le goût n'en est pas sûr ni mordant, mais presque infipide, parconféquent ni piquant fur la langue, comme les autres Eaux minérales, s'éventant donc & fe corrompant bien plus vîte & avec plus de facilité que les autres Eaux; il faut pour cette raifon qu'elle foit bien confervée avec les précautions fuivantes. Les cruches doivent être pleines, bien bouchées avec de longs bouchons bien apprêtés aux cruches; de-là ultérieurement coëffées d'une veflie avec de la poix réfine. Il eft encore à remarquer que, quand elle eft expofée à l'air dans un grand vafe, pendant vingt-quatre heures, on n'y trouvera aucun fédiment, mais bien qu'elle aura changé fon premier goût en un goût répugnant & éventé, comme fi l'on y avoit diffous du tartre de vin; figne donc évident que fon premier élément eft très-fubtil & volatil, faifant la premiere partie de fes plus grandes vertus, puisqu'il s'exhale & s'envole ; il s'enfuit donc que ce que quelques Anciens ont allégué de cette Eau, eft très-faux, en avançant que plus cette Eau fe trouvoit librement expofée à l'air, d'autant plus fes forces & fes vertus s'augmentoient, bien loin de s'évaporer. Tout ce que je peux juger de ce faux allegué, eft de croire que ces Auteurs en ont voulu impofer au Public, pour lui faire accroire, que par rapport à cette raifon, certe Eau fe laiſſoit d'autant plus facilement tranfporter dans les pays lointains : mais pour moi je fuis du fentiment que toute Eau minérale, telle qu'elle puiſſe étre, mieux elle eft bouchée & gardée, mieux on la peut tranfporter : car j'ai très-fouvent obfervé que l'Eau de Selter, quand elle eft voiturée de jour pendant les mois de Mai ou de juin, aux grandes chaleurs, fans que les cruches foient emballées dans des caiſſes, mais feulement empaquetées dans de la paille fur les charettes ou batteaux ouverts, perd confidérablement de fon goût pénétrant : & par conféquent la moitié de fes forces & vertus.

§. I V.

Les effets qui fe manifeftent dans la preuve de l'eau de Selter, moyennant les contre-agens, font fuivans. Mêlée, avec le plus fort ou le moindre acide, elle pétille & fermente; d'où je conclus qu'il y a une efpece d'alkali : car mêlée avec égale partie de bon vin vieux de Mofelle, le mélange devient en quelque façon trouble, tirant fur un clair brunâtre, de la manière qu'il pourroit arriver en y mêlant du fel foluble de tartre, ou un bon efprit de Salmiack ; mais l'on y ajoute du fucre pilé, il s'enfuit une fermentation & pétillement, avec un nombre infini de petites boules aëriennes, montant à la fuperficie du verre, d'où le mélange devient, non feulement blanc, mais en pétillant paroît donner de foi une efpece de fumée : or quand on y mêle le fyrop de violette, fa couleur bleuâtre change en verdâtre, qui eft l'effet que produifent indisputablement tous les alkalis ; que fi l'on y mêle un peu de poudre de noix de galle, l'on verra qu'il ne s'y fait aucun changement, ni en couleur pourpre, bien moins en noir ; figne donc évident qu'elle ne contient ni une terre martiale ni vitriolique. En outre, pendant l'ufage de cette eau, les excrémens ne fe trouvent jamais teints ; fi l'on y mêle le fel foluble de tartre, il ne s'enfuivra aucun pétillement ni fermentation ; mais lui donnera une couleur de lait fans le moindre fédiment ; d'où s'enfuit qu'elle ne contient ni un acide, bien moins une groffiere terre de chaux.

§. V.

De même, faifant, moyennant un feu léger,

çuire & évaporer deux livres pharmaceutiques de cette Eau de Selter, il reſtera au fond une dragme & douze grains d'une legere matiere ſaline blanchâtre, ſur laquelle verſant par goutes de l'huile de vitriol, il en ſort une fumée blanche, aigre & pénétrante, qui frappe l'odorat, de même que quand l'on verſe l'huile de vitriol ſur le ſel commun & ordinaire : ſi l'on diſſoud ce même réſidu dans l'eau commune, que l'on fait paſſer par le papier gris ; l'on obtient une leſſive, dont par évaporation on retire deux ſcrupules d'un ſel alkali très-pur & net : auſſi l'infuſion de rhubarbe, prend par le moyen de cette diſſolution une belle couleur rougeâtre ; & quand dans ledit mélange l'on met du ſublimé, inſenſiblement l'on voit ſe précipiter à fond un ſédiment couleur d'orange, qui n'eſt en ſoi autre choſe que le nommé Turpeth minéral, le ſel tiré moyennant l'évaporation, étant mêlé avec du Salmiack, dégage tellement l'eſprit volatil, qu'il frappe très-ſenſiblement l'odorat. La nature alkalique de l'eau de Selter ſe manifeſte encore ultérieurement, en ajoutant à deux livres pharmaceutiques de cette eau la quantité ſuffiſante d'eſprit de vitriol qu'il faut pour ſaturer l'alkali ;

puis laiſſant évaporer ledit mélange ſur un feu léger de charbons, l'on en tirera environ une dragme & démie d'un ſel amer mêlangé, de même nature que le tartre vîtriolé.

§. V I.

Toutes ces expériences réitérées donnent à connoître au juſte, que l'eau de Selter contient un pur ſel alkali; il eſt de même très-facile à prouver par pluſieurs phœnomenes, qu'elle participe également, d'un volatil aërien & élaſtique, de même que les autres Eaux minérales froides. Le premier ſe démontre, en tirant de cette eau, moyennant la machine Pneumatique, l'air qu'elle contient; tout auſſi-tôt elle commencera à pétiller & bouillonner d'une force extraordinaire, puiſque pour lors ſon élément élaſtique, ne recevant plus d'empêchement à faire ſon extenſion de l'air antérieur, il monte & fort de ladite eau avec précipitation, quand même l'on ne fait que la mouvoir, ou la verſer, on en voit ſortir quantité de petites boules, lesquelles diſparoiſſent tout auſſi-tôt, après s'être très-peu de temps arrêtées autour du verre. Ce phénomène, ſe rend encore plus palpable quand l'on met ladite eau ſur le charbon,

& qu'elle commence à s'échauffer ; en outre, ce falutaire élement , & fes vertus particulieres, fe font connoître par leur petit goût piquant, qui n'a pû jufqu'ici être imité par aucun art, le voulût-on même faire avec les ingrediens qui la compofent, & qu'on en peut tirer : car, comme il a déjà été dit de cet efprit volatil, quand il a été expofé à l'air pendant un certain tems , s'évapore auffi-tôt ; c'eft cette raifon qui fait que cette eau eft d'une plus facile & legére opération que les autres Eaux minérales, comme celles de Pyrmonte , & autres, dans lefquelles, cet efprit aërien & volatil fe trouve en plus grande abondance, qui en rend l'ufage moins sûr & avantageux que celles de Selter qui conviennent à toutes fortes de perfonnes & de maladies.

§. VII.

Cette fontaine contient donc un pur fel alkali, y joint un principe volatil aërien , dans l'union defquels deux corps, moyennant une eau legere, confifte fa vertu médicinale extraordinaire & admirable. Quant à l'eau , j'ai déjà fait mention dans la préface, qu'elle a la vertu d'amolir, de brifer & de difpofer à une fluidité

parfaite les humeurs glaireuſes, viſqueuſes &
tenaces; de tempérer, adoucir & corriger les
âcres & ſalées, de relâcher la criſpature des
fibres par icelles occaſionnées; & par-là, débouchant les glandes & tuyaux des viſceres, en
rétablit les fonctions naturelles. Elle ſert également de véhicule à ſon élément volatil &
ſalin, qui lui procure un paſſage libre & aiſé
par les plus petits & tendres canaux, pour d'autant plus facilement dégager les embarras d'obſ-
truction, d'ou l'opération en devient d'autant
plus ſubite & univerſelle,

§. V I I I.

Or, comme la ſimple eau relâche facilement
le ton naturel des fibres, & ne paſſe pas facilement, ſur-tout quand ce relâchement a déjà
commencé avant l'uſage des Eaux, ce ſel qu'elle
contient doit être enviſagé pour ſon principal
ingrédient; car il a la vertu de précipiter les
aigreurs contenues dans l'eſtomac & bas ventre,
d'en dompter parconſéquent les effets nuiſi-
bles : car tous les ſels alkalis ont la vertu de diſſoudre les glaires tenaces, & les diſpoſer à une
parfaite & legere évacuation; mais comme ceſ-
dits ſels attaquent en même tems les fibres &

visceres senfibles, en les irritant ; il arrive très-souvent qu'ils en caufent une plus grande crif-pature, laquelle par fon élafticite extraordinaire & mouvement compreffif, fait partir les humeurs groffieres & epaiffes, & dégage ainfi les tuyaux & glandes bouchées, d'où réfulte enfuite une excrétion falutaire. Sur-tout, l'on trouve par une expérience réitérée, que ces Eaux agiffent principalement fur les reins, qui ont été deftinés de la nature pour fervir d'émunctoire à la maffe du fang, pour la dégager de fes parties les plus groffieres & falines ; de'là vient auffi que les Eaux de Selter font très-peu d'opération par les felles, mais fortement & falutairement par les urines.

§. I X.

Le troifième élément qui compofe cette dite Eau, eft cet élément fpiritueux & volatil qui anime le fuc nerveux, après avoir été tranfcolé par les glandes, le difperfe dans tous les nerfs & membranes, pour procurer le reffentiment & le mouvement du corps humain, d'où s'enfuit une plus forte élafticité des fibres, une plus facile circulation des liquides, parconféquent un parfait équilibre des folides avec les liqui-

des, dans lequel confifte pofitivement la fanté.
Ce même élément ne contribue pas peu à l'effet
falutaire de cette Eau, puifqu'étant de foi-même
trop volatil & fpiritueux. pour fe faire paffage
par les canaux bouchés, & procurer l'évacuation
defdites humeurs qui y croupiffent, joint à cette
eau & lié avec les autres élémens fins, qui font
partie de fon compofé, il leur procure un d'autant plus libre & facile paffage, pour produire
les effets falutaires que l'on en peut attendre.

§. X.

Confidérant donc avec attention tous les admirables effets que peut produire la liaifon des
ingrédiens compofant cette Fontaine, le moindre novice en Médécine, & counoiffeur de la
Nature, pourroit facilement connoître que
cette Eau eft non feulement homogene au corps
humain; bien loin de faire du mal, fur-tout
quand elle eft prife avec efprit & jugement,
elle doit être préférée dans plufieurs points avec
juftice aux autres eaux minérales; car contenant beaucoup plus de fel alkali fin que les
eaux de Schwalbach, Tonnftein, Wildung &
de Pyrmonte, elle fe mêle beaucoup mieux
& plus commodément avec le lait que les autres.

[13]

eaux y mentionnées, fans que l'on aie a craindre que le lait fe coagule : car c'eft la plus grande erreur du monde , de croire que les Eaux minérales aigrelettes ne fe peuvent bonnement laiffer mêler avec le lait; puifqu'il y auroit à craindre qu'il ne s'enfuive une coagulation dudit lait, moyennant l'acide : c'eft cette même erreur qui a donné occafion à la plûpart des Praticiens de défendre l'ufage du lait, & des alimens qui en font compofés, pendant l'ufage de la cure des Eaux minérales. J'ai prouvé la vérité de cette erreur, dans le Traité des Eaux minérales, que j'ai donné au Public il y a plus de vingt-ans, y faifant voir par des expériences réitérées, que ces Eaux minérales ne contiennent aucunement un acide formel, mais plutôt qu'il y prédomine un alkali ; d'ou s'enfuit que l'on doit plutôt nommer ces dites eaux, des eaux alkalines, que des eaux sùres.

§. X I.

Fondé fur mes expériences, j'ai conclu & ultérieurement éprouvé que les eaux sûres, & fur-tout, comme il a déjà été mentionné, l'eau de Selter, peut très-bien être mêlée avec le lait, & produire de très-falutaires effets dans

plufieurs maladies ; fur-tout mélée avec le lait
d'ânefle, elle produit des effets immanquables
& furprenans dans les maladies qui ont leur
fiége dans les poulmons, ou ulcéres, ou dont
les tuyaux font bouchés, ou chargés d'aigreurs
qui rongent la poitrine ; d'où s'enfuit une toulx
continuelle & féche, un marafme univerfel ou
des tubercules des poulmons, des crachemens
de fang, & de matiere courbreffée d'haleine,
y joint les chaleurs internes & volantes : car
quoiqu'il nous foit connu par expérience, que
le lait, principalement celui d'ânèffe, produit
les effets attendus dans ces fortes d'affections
de poitrine, s'en fervant avec méthode ; cependant cedit lait, qui par rapport à fon fel
doux, & quantité dé férofités dont il abonde,
convient le mieux dans ces maladies, n'eft pas
auffi fpécifique que mêlé avec ladite eau de
Selter ; puifque l'origine de ces fortes d'incommodités ne confifte pas feulement dant une
âcreté, qui tombant fur les poulmons, les ir-
rite & ronge continuellement ; mais bien plus,
dans une obftruction des vaiffeaux & tuyaux
pulmonaires, de leurs glandes ou véficules,
des veines & des arteres ; d'où s'enfuit ordinairement un defaut de circulation, lequel le

lait d'âneſſe ſeul ne peut rectifier, mais très-facilement étant coupé avec une pareille eau alkaline & ſpiritueuſe, qui non ſeulement anime ſes vertus humectantes, mais les rend en même temps plus diſſolvantes & pénétrantes.

§. X I I.

Ce lait coupé avec l'eau de Selter, eſt non ſeulement convenable pour les maladies ci-deſſus mentionnées, mais également ſalutaire pour adoucir les aigreurs de la maſſe du ſang, & de tous les liquides en général, d'où proviennent la plûpart des maladies, comme ſcorbut & douleurs qui s'enſuivent; maladies de peau, comme galle, gratelle, & autres exenthemes. dont la cauſe & douleurs qui s'enſuivent proviennent d'un ſel âcre, cauſtique & exalté, qui domine dans la maſſe : elle guérit également par la même raiſon, les rhumatismes & douleurs arrhritiques, la goute & le maraſme; car ce reméde doué de ſi excellentes vertus, adoucit, non ſeulement ces humeurs & ſels exaltés de la maſſe, en les balayant inſenſiblement par la voie des urines, mais ſoulage également les parties ſolides qui en ont déjà été attaquées & ébranlées.

§. XIII.

Les effets de cette eau mêlée avec le lait, ne font pas moins fenfibles & vifibles dans les incommodités qui ont pour caufe le genre nerveux trop defféché, d'où s'enfuivent communément des crifpatures, comme tenfions particulieres des articulations, mouvemens fpafmodiques ou convulfifs, lefquels étant par le moyen de cel ait coupé, humectés, amolis & relâchés, reprennent leur ton & élafticité naturelle. Les dérangemens du fens commun ayant pour origine une abondance de fels âcres & irritant les meninges du cerveau, trouvent également dans l'ufage de ce lait coupé avec l'eau de Selter, une entiere & totale guérifon. C'eft même un remede fpécifique pour guérir les cardialgies, ou mouvemens fpafmodiques & convulfifs de l'orifice fupérieur de l'eftomac, les coliques, les violens vomiffemens, les diarrhées & la diffenterie même, dont la caufe réfide dans une bile exaltée & mordante, qui attaquant & irritant les glandes de l'eftomac & des inteftins, les difpofe à des douleurs & mouvemens convulfifs; il n'y a parconféquent aucun remede plus fpécifique que le lait coupé avec l'eau de

Selter,

Selter, pour adoucir les aigreurs & foulager les douleurs qui en peuvent provenir, & par-là éviter les mouvemens convulfifs, qui font ordinairement les effets de cette mauvaife caufe.

§. X I V.

Ce qu'il y a de plus remarquable dans l'eau de Selter mélangée avec le lait, & de préférable aux autres eaux minérales, c'eft que celle-ci, outre qu'elle fouffre mieux le mélange du lait, opére beaucoup plus par les urines que par les felles ; parconféquent douée d'une vertu d'autant plus fpécifique dans les incommodités des reins & de la veffie, lefquelles parties étant quelquefois chargées de gravier, & en quelque façon éradées & exulcérées, occafionnent très-fouvent des diffuries & ifchuries, ou rétentions d'urines. Cette eau adouciffant donc les fels âcres, elle dégage les glaires, & entraîne, mundifie par conféquent les reins, les urethres & la veffie, en empêchant & prévenant une nouvelle génération de gravier : j'en ai même trouvé un foulagement inouï dans les gonorrhées bénignes & virulentes, ou malignes. Enfin dans telle forte de maladies imaginables, où les conduits urinaires font le plus attaqués, & font la partie principale fouffrante : d'où j'ai expérimenté le contraire des autres eaux minérales, froides ou chaudes, qui fur-tout contiennent une eau pefante & martiale, s'étant toujours dans ces fortes d'accidens trouvées plus nuifibles que profitables.

§. X V.

Cette même Fontaine produit des effets également furprenans dans le mal hypocondriaque ou obftruction de la rate, en prévenant les funeftes effets qui s'enfuivent : car quoique dans cette maladie chronique, les fortes d'eaux, comme la Fontaine Caroline en Bohême, d'Eger, de Sedlits & de Seidfchuts, en opérant vivement par les felles, foient très utiles pour emporter les acides, glaires, crudités engendrées d'une mauvaife digeftion, caufe principale des crifpatures & mouvemens convulfifs; cependant l'Eau de Selter, en domptant les aigreurs, & foulageant les parties nerveufes & douloureufes, eft beaucoup plus convenable & préférable dans les accidens mentionnés, fur-tout dans les tempéramens fluets, fenfibles & maigres, qui font d'ordinaire préalablement difpofés à de vives

douleurs & mouvemens convulfifs, comme car-
dialgie, battement de cœur, la courte haleine, douleur graveleufe, colique fur-tout pro-
venant d'un fang coagulé, & croupiffant dans
les inteftins ou vafes miféraïques. Pour que cependant cette eau obtienne l'effet attendu, il
faut que les premieres voies foient bien net-
toyées & mundifiées avec un apoftème, ou pilules, ou fel particulier amer & laxatif, lequel
dernier fe peut prendre avec un verre de ladite
eau.

§. X V I.

Dans les paffions hyftériques, nommées va-
peurs, qui proviennent ordinairement par un
défaut total, ou conftitution irréguliere des menf-
truës, & très analogique au mal hypocondriaque, notre fontaine produit des effets également
fenfibles, fur-tout quand l'on en fait une cure
dans toutes les formes, en obfervant une diete
& régime de vie convenable aux circonftances
des cas : car faifant par diverfes reprifes, pendant ladite cure, ufage de l'un ou l'autre fel
laxatif, elle ne manquera pas de reproduire une
parfaite circulation de la maffe par les vaiffeaux
du bas ventre, deftinés de la nature à procu-

r une convenable & jufte évacuation des
enftrues , en domptant toute tenfion & mou-
mens irréguliers qui en peuvent provenir.

§. X V I I.

'Dans les foibleffes d'efprit & cervelles trou-
lées , fur-tout quand ces accidens proviennent
e fortes & longues paffions d'ame , ou d'un
fprit accablé par les forts & pénibles travaux
e tête, l'eau de Selter a les mêmes vertus que
elles de Deinach & Pyrmonte, d'une très-
rande renommée dans ces fortes d'accidens :
ependant l'ufage en eft plus sûr & falutaire ,
on feulement quand premierement l'on a éva-
ué les premieres voyes, & que l'on s'eft fait
aire une faignée, mais en en faifant un long
ifage, & fe fervant journalièrement d'un bain
omeftique ; puifque pour lors le relâchement
e la crifpature des fibres s'enfuit plus prompte-
ient, & les obftructions du bas ventre venant
 fe débarraffer avec plus de facilité, la cir-
ulation de la maffe par-tout le corps , fur-tout
dans le cerveau, en eft plus prompte, & devient commune & égale.

§. XVIII.

Les principales prérogatives de l'eau de Selter, font, qu'elle ne contient ni terre de chaux, ni martiale, & que cet élément fubtil & éthéré n'y abonde fi fortement que dans d'autres eaux; d'où s'enfuit que l'opération en eft plus legere, & que l'on en peut faire faire ufage avec plus de fûreté & moins de dommage aux perfonnes d'une délicate complexion, & auxquelles les autres eaux minérales peuvent être plutôt nuifibles que profitables : car outre que l'eau de Selter eft très-falutaire aux perfonnes difpofées & fujettes à l'atrophie, comme je l'ai déjà ci-deffus marqué, elle eft d'autant plus convenable aux femmes groffes & nourrices. Je fçais plufieurs exemples de femmes, qui fe trouvant groffes de trois à quatre mois, fans le favoir, ont fait ufage de l'eau de Selter, même de celle de la Fontaine Caroline, de Moulh & de Brudel fans en avoir reffenti le moindre dommage je n'en veux pas cependant confeiller l'ufag auxdites perfonnes groffes ; bien moins d'e faire des cures complettes & de longue durée, ou de la prendre en grande quantité mais bien de la mêler avec égale partie de vin pendant les repas, ou d'en prendre de temps en temps un verre foir & matin, à la place de bierre. Or, aux nourrices qui ont un lait impur & trop épais, avec des difpofitions au fcorbut, l'ufage en eft d'autant plus affuré & profitable ; elles en pourront même boire la quantité d'un demi pot par jour, & je réponds que leur lait en deviendra plus fain & falutaire aux enfans, d'autant plus qu'il ne s'aigrira ni coagulera dans l'eftomac de ces tendrons, & les garantira ainfi des tranchées, des cours de ventre & convulfions, qui font les effets d'un tel lait coagulé & aigri.

§. X I X.

Du nombre des perfonnes d'une foible complexion, font les vieillards, auxquels l'eau de Selter convient également : car la plupart des indifpofitions & maladies des vieillards ne prennent ordinairement leur origine que d'une aigreur d'eftomac, & d'une maffe de fang furchargée d'une abondance d'humeurs falées, les effets s'en manifeftent authentiquement par le fcorbut, galle sèche, démangeaifon de la peau, pierre, gravelle, ftrangurie ou ardeur d'urine, douleurs de reins & des hanches, rhumatifmes & autres femblables accidens. L'eau de Selter abforbant donc l'acide, & adouciffant les aigreurs, elle balaye infenfiblement par les urines, les immondices dont la maffe eft furchargée, & en domptant la caufe des maladies ci - deffus mentionnées, elle ne manque pas d'en guérir, ou du moins d'en foulager les infortunés effets. Les mêmes perfonnes d'âge, peuvent s'en fervir mêlée avec le lait, non feulement par manière de guérifon, mais même comme de préfervatif des fufdits maux; fur-tout je leur en confeille l'ufage en été, en forme de boiffon ordinaire, mêlée avec le vin, & même d'y mettre un peu de pain grillé avec quelque peu de noix de mufcade, de canelle ou d'écorce de citron, pour fortifier l'eftomac. Elle eft auffi fpécifique dans les pertes de paroles; & nous en avons un exemple oculaire dans la perfonne de Son-Excellence le Général Haffeld, qui faifant ufage de cette eau à Heilbron en 1733, récupéra l'ufage de la parole au bout de quatre jours, & fut entierement rétabli.

B 4

CHAPITRE II.

Du véritable ufage de l'Eau de Selter, auffi bien pure que mêlée avec le lait.

§. Ier.

L'USAGE de cette Eau fe peut faire de deux fortes de manieres. La premiere, eft quand l'on s'en fert pendant l'année entiere à chaque re-pas, en forme de boiffon ordinaire : car cette eau de Selter ne participant aucunement d'un fel amer de chaux, elle ne fait aucun effet par les felles ; parconféquent ne trouble la digeftion, mais l'accélere, & fert à produire un chyle parfait. Elle peut donc fervir pofiti-vement de boiffon ordinaire. Cependant afin que l'eftomac ne foit affoibli par la pure eau, l'on peut la mêler à fon gré avec un tiers ou partie égale de bon vin vieux de Mofelle ou de Bourgogne, en y ajoutant un peu de ca-nelle ou de fucre, & l'on aura une boiffon non

[25]

ſeulement agréable, mais ſaine & cordiale, &
ſurpaſſera de beaucoup la bierre.

§. I I.

Or ſi l'on a envie d'en faire une cure com-
plette, les temps les plus propres ſont les mois
de Mai, Juin, Juillet, Août & Septembre. &
pour lors l'on s'y prend de la façon ſuivante.
Il faut préliminairement dégager les premières
voies par un laxatif; & comme d'ordinaire,
ſur-tout les perſonnes qui menent une vie ai-
ſée, & boivent beaucoup de vin, ne ſe donnent aucun mouvement en menant une vie
également oiſive & ſédentaire, ſont ſujettes
à une pléthore ou abondance de ſang, avec
un poulx plein & dur, ſur-tout les perſonnes
du ſexe oppoſé, auxquelles l'écoulement des
regles ne ſurvient ſuffiſamment ou à contre-
temps, ou par rapport à l'âge avancé leur ceſ-
ſent de couler; de même les hommes auxquels le flux hémorrhoïdal ne coule pas comme
il conviendroit, ſont ſujets aux douleurs com-
preſſives & tenſives des reins, des hanches, occaſionnées par le ſang qui croupit dans les
grands vaiſſeaux; c'eſt à ces ſortes de ſujets

qu'une faignée du pied, de fix à fept onces, même de plus, à proportion de la conftitution du corps & de la plethore, eft non feulement convenable, mais même abfolument néceffaire. Le contraire doit s'obferver dans les perfonnes qui ont un poulx foible, de pâles couleurs : je veux dire en un mot cachectiques on cacochymes, ou qui ont été trèslongtems attaquées d'un rhume avec de fortes expectorations & accablemens de poitrine, ou qui ne font que de relever de maladie, & fe trouvent déjà affoiblies, par des pertes de fang, & fans appétit : dans ces cas-là une legere fcarification avec ventoufes peut tenir lieu de faignée, afin que de telles faignées à contre-temps ne mettent le corps hors d'état de concourir â l'effet attendu de l'ufage de ladite Eau.

§. I I I.

Enfuite il eft néceffaire, comme je viens de dire, qu'avant la cure le corps foit purgé de plufieurs crudités & humeurs âcres & bilieufes, pour, en facilitant par-là le paffage defdites eaux, en obtenir les effets attendus, ce qui réuffira d'autant mieux fi la purgation précede de deux jours, la faignée ; mais il faut faire attention que cette opération ne fe doit aucunement faire par des purgatifs violens, lefquels renverfent communément le ton & le mouvement periftaltique de l'eftomac & des inteftins, lequel doit étre bien conftitué ; afin que les effets falutaires des Eaux puiffent s'en-fuivre ; car agiffant plus par le haut que par le bas, & le furlendemain prenant les eaux, elles ne peuvent paffer, & ainfi ne paffant pas, occafionnent des gonflemens, des vomiffe-mens, des angoiffes, des pertes d'appétit & d'autres femblables accidens, que j'ai toujours envifagés comme de mauvais effets des forts & violens purgatifs qui avoient précédé ; & cela, non feulement dans l'ufage des Eaux Carolines, mais même de celles de Sedlits, fur-tout quand des perfonnes d'un tempéramment fenfible & fujettes aux moûvemens spafmodi-ques d'eftomac, s'en fervoient. Si donc l'efto-mac a été dérangé par une forte & violente purgation : il faut différer l'ufage des eaux pendant deux ou trois jours, en prenant entre-tems de bons bouillons pour rétablir l'eftomac dérangé.

§. I V.

Pour donc purger le corps fans incommodité, & fans mettre les humeurs en mouvement, avec abbattement des forces, il n'y a
pas de remede qui paffe celui-ci, que j'ai par
une très-longue expérience ordonné, non feulement au commencement de l'ufage des Eaux,
mais même dans d'autres occafioi s , à la plus
grande fatisfaction des malades. L'on prend à
favoir deux onces, ou deux onces & demie de
la plus fine manne, une dragme ou une dragme & demie de crême de tartre, que l'on
fait diffoudre & bouillir legerement dans cinq
ou fix onces d'eau diftillée de fleurs de prunier fauvage, puis paffée par un linge, on y
ajoute trente gouttes d'une teinture d'orange, ou trois à quatre gouttes d'huile de cedre, & l'on en avale incontinent la moitié
tiede, & l'autre moitié un quart d'heure après :
car en la prenant tout à la fois, on pourroit
par répugnance la vomir : or fur chaque prife
l'on peut prendre un leger bouillon de farine d'avoine, ou quelques taffes de thé-bou
ou caffé; ou fi l'aigreur de la crême de tartre
n'eft pas convenable, par rapport à la toulx,

ou embarras de poitrine, l'on peut subftituer
la même quantité de terre feuillée de tartre,
ou de tartre tartarifé , ou bien quand l'eftomac
eft chargé de glaires, l'on y peut ajouter pour
faciliter l'opération dudit remede deux drag-
mes de fel végétal ou policrefte, ou de tout
autre fel amer ou laxatif; mais dans les perfonnes où les premieres voyes font remplies
de glaires & de biles, avec envie de vomir,
je confeille d'en procurer une legere évacuation par le haut, moyennant un doux vomi-
tif, qui fera compofé d'une diffolution faite
avec deux onces de manne, une dragme de
crême de tartre, & deux grains de tartre émé-
tique.

§. V.

Des laxatifs compofés de la façon , opérent
légérement, en donnant cinq à fix felles pro-
portionnées à l'abondance des humeurs, & conviennent fort aux perfonnes maigres qui ont
un fang âcre , échauffé & bilieux avec des op-
preffions de poitrine, & fujettes à des mouvemens spafmodiques; quant à ceux qui font
d'un tempéramment phlegmatique , avec pâles
couleur, & auxquels les remèdes doux répu-

gnent, jé leur conseille de faire usage de que
ques pilules laxatives, en en prenant le soi
& le surlendemain matin une prise legere, bu
vant par dessus un liquide, comme thé ou bouil
lon ; ou bien faire prendre, dans un verre d'une
chopine, de ladite eau, du sel d'Angleterre,
ou de tout autre sel amer laxatif, une dose pro-
portionnée aux forces.

§. VI.

Le corps étant donc tellement préparé, le
lendemain l'on commence la cure desdites eaux
de la maniere suivante. L'on met la cruche poi-
raisinée dans un vase rempli d'eau bouillante,
afin que l'eau contenue dans ladite cruche dé-
vienne un peu tiede ; puis on ouvre la cruche ; & à six ou sept heures du matin, en se
promenant dans un jardin, ou se tenant au
lit, l'on commence à boire pour la premiere
fois pendant une demie heure, par diverses re-
prises, la quantité d'une demie cruche ; le lendemain pendant l'espace de trois quarts d'heure
une cruche entiere, ou une & demie, en mâ-
chant sur ces entrefaites de temps en temps
de l'écorce d'orange ou de citron, qu de la

fenouillette fucrée. L'après-dîner, vers les qua
tre heures, ou immédiatement avant d'aller
coucher, on en prend encore la quantité d'un
quart de chopine. Ayant donc continué de la
forte pendant huit à dix jours, lefdites eaux
n'opérant que très-peu par les felles, il convient de ceffer un jour, & pour lors réitérer
le laxatif ci-deffus mentionné. Le lendemain
de la purgation on recommencera de la même
façon l'ufage des eaux pendant huit à dix jours,
& l'on fera la conclufion dudit ufage avec la
même purgation.

§. V I I.

Pendant l'ufage defdites eaux, il faut obferver une diete convenable & un régime de
vie bien rangé; fur-tout il faut foutenir le ton,
& par conféquent les forces de l'eftomac. A ce
fujet j'ai pour coutume de donner dans le
premier ou dernier verre de boiffon, à chaque repas, cinquante ou foixante gouttes d'un
elixir ftomachique, ou d'une teinture amere d'o-
range bien conditionnée, ou d'un cordial An-
glois, recommandant toujours de ne pas fur-
charger ni affoiblir l'eftomac par la quantité
d'alimens même legers ; encore moins par ceux

de mauvaife qualité. Il fe faut donc garder des alimens de dure digeftion, & capables de caufer des flatuofités, comme fruits crûs, herbages crûs, choux, viandes dures, falées ou enfumées, poiffon de mer, de toutes légumes à café, œufs durs, fromage, laitage, pâtifferie, falade, & de pareilles crudités, aigres ou falées, ne mangeant pas trop vîte, fe contentant pour fouper d'une bonne foupe, ou de s'en paffer. Quant à la boiffon, il faut éviter toute debauche, & la plus faine eft de mêler partie égale de cette eau avec du vin ; les tempéramens échauffés peuvent prendre deux tiers d'eau avec un tiers de vin. Or ceux qui en mangeant ne peuvent fupporter l'eau, peuvent au commencement du repas boire d'une bierre legere, bien cuite & claire, en buvant par-deffus quelques verres de bon vin vieux de Mofelle ou de Bourgogne.

§. V I I I.

. En outre, pendant l'ufage defdites Eaux, il faut avoir l'efprit tranquille ; car les paffions de l'ame derangeant fubitement les mouvemens ordinaires de la nature, & mettant le

tout

tout en mouvement, elles font d'autant plus nuifibles pendant l'ufage des eaux minérales, non feulement par les mauvaifes fuites qui en réfultent, mais en empêchant les effets falutaires, & donnant occafion à de nouvelles maladies. Il faut donc éviter toute inquiétude, penfée trifte & fombre, colere, chagrin & épouvante, & diffiper l'efprit par toutes fortes de moyens permis & convenables. La même chofe en eft des fortes occupations d'efprit; car dans des temps pareils, il faut fe débarraffer de tout ce qui demande une forte réflexion, ou attention, fur-tout le travail de nuit qui eft le plus propre à fatiguer l'efprit.

§. I X.

Quant à l'air, il n'y a rien au monde de plus contraire aux effets falutaires de cefdites eaux qu'un air froid & humide, fur-tout le ferein : c'eft pourquoi je confeille que l'on fe tienne pendant ce temps chez foi, & que l'on ne s'expofe pas à l'air après le foleil couché. Le régime ultérieur à obferver, confifte à fe donner infenfiblement du mouvement, & le temps le plus propre eft une heure avant le dîner, & l'après-dîner vèrs les cinq à fix heures ; la digeſtion étant faite, il faut ſe coucher de bonne heure, afin qûe l'on puiſſe être ſûr pied de bon matin. Les après-dînées il ne faut pas dormir, à moins que l'on n'y ſoit fortement accoutumé, & qu'apiès ce fommeil l'on ne ſe trouve aucunement indiſpoſé.

§. X.

Il faut encore conſidérer qu'à certaines perſonnes ſujettes aux mouvemens ſpaſmodiques, & aux maladies du genre nerveux, les bains domeſtiques, conjointement avec l'uſage deſdites eaux, ſont très-profitables à ce ſujet. Je conſeille ſouvent à mes malades de ſe ſervir des bains chauds quand ils ſont à portée, ou au défaut d'iceux, ſe ſervir d'un bain d'eau de riviere dans laquelle on fait fondre un peu de ſavon de Veniſe; ou du moins avant de ſe coucher, d'un bain legèr des pieds, fait d'eâu de riviere, avec des fleurs de camomillé, de là potaſſe & du ſon de froment, & célá pendant tout le tems de l'uſage des eaux : car je ſais par une expérience réitéréé, que les plus opiniâtres maladies, en ont été préalablement toute autre médecine radicalement guéries, ou du moins infiniment foulagées, fur-tout celles dont la caufe principale réfidoit dans le genre nerveux.

§. XI.

C'eft donc de cette façon que la cure des eaux de Selter pure & fimple fe doit faire: il ne me refte plus que de marquer en peu de mots la façon qu'il s'en faut fervir, mêlangée avec le lait. Il faut de même préalablement difpofer le corps par une purgation legere, & felon les circonftances des maladies, en fe faifant faire une legere faignée, obferver la même diete, & le régime de vivre qui a été ci-deffus mentionné; tout ce qu'il y a de plus remarquable à obferver, eft qu'il faut tantôt prendre partie égale d'eau & de lait, d'autres fois trois parties d'eau & une partie de lait, felon les humeurs que l'on veut amollir, atténuer & évacuer, ou feulement adoucir. Le mélange s'en peut faire en portant avec foi la quantité requife de lait chaud à la Fontaine, ou en mettant le mélange au bain marie, jufqu'à ce qu'il foit bien chaud. Le tout étant reglé de la façon, les perfonnes faites

en prennent le matin trois à quatre livres pefant à la fois ; mais celles qui font obligées de
boire avant & après le dîner, n'en prendront
les matins que deux à trois livres pefant ; mais
l'après-dîner, vers les quatre ou cinq heures,
après la digeftion faite, ils en prendront une
livre ou une livre & demie.

§. X I I.

L'on peut employer une demie heure &
plus à boire à diverfes reprifes, la quantité
ci-deffus fpecifiée, ou en reftant couché, fur-
tout les perfonnes fluettes & délicates, puifque
l'eau opere d'autant mieux par la tranfpiration
& les urines. Il en faut continuer l'ufage pendant un certain temps, & pour le moins deux
mois de fuite, en obfervant durant ce temps
de fe purger par trois différentes fois, au commencement, au milieu & à la fin, pour conclufion de ladite cure. La bierre dans ces fortes de temps ne convient pas, mais bien une
tifanne faite avec des racines de fcorfonnaire,
falfepareille, corne de cerf rapée, avec un peu
de bois de regliffe & de la femence de fe-
nouil, ou bien une fimple tifanne faite avec

du vin de Bourgogne ou du Rhin ; ou la meilleure de toutes, eft l'eau de Selter même, mêlée avec une troifieme partie de vin du Rhin ou de Mofelle, en prenant, comme j'ai dit ci-devant, à chaque repas une teinture ou élixir ftomachique. L'on peut auffi tous les foirs avant de fe coucher prendre une prife de fel végétal ou policrefte, dans un verre de quelque eau diftilée, fur-tout quand la grande âcreté des liquides domine.

§. XIII.

Voilà donc tout ce qu'il y a à obferver touchant les eaux de Selter ; à cela prés d'une circonftance, qui eft, que pendant l'ufage de toute autre eau minérale, il eft défendu aux femmes & aux filles de continuer à les boire au temps des regles, ce qui n'eft aucunement néceffaire de faire pendant l'ufage de l'eau de Selter : car j'ai trouvé que l'ecoulement d'icelles s'enfuivoit d'autant mieux, & avec plus de facilité qu'en d'autres temps ; j'en diffuade cependant l'ufage aux perfonnes qui ont leurs regles avec douleurs & mouvemens fpafmodiques, & autres pareilles incommodités, en en interrompant l'ufage pendant trois à quatre jours. Finalement, afin que les falutaires effets attendus de l'ufage de l'eau de Selter s'enfuivent & perfiftent, il ne faut pas manquer de continuer à obferver encore pendant un certain temps, après la cure, un grand régime de vie, & fe faire ordonner par un médecin prudent, felon les circonftances des incommodités, quelques remedes convenables pour affermir ladite cure, & emporter ce qui pourroit encore être refté de nuifible. Je fouhaite donc pour conclufion de mon traité que le Tout-Puiffant veuille continuer d'accorder un fi precieux & falutaire remede aux humains, auxquels une parfaite fanté doit tenir lieu de la plus grande félicité.

F I N.

DE L'IMPRIMERIE DU JOURNAL GRATUIT, Boulevard de la porte S. Martin à celle S. Denis, n°. 3.

www.ingramcontent.com/pod-product-compliance
Ingram Content Group UK Ltd.
Pitfield, Milton Keynes, MK11 3LW, UK
UKHW021009120726
13693UKWH00004B/1875